ETUDE

SUR

L'ASSAINISSEMENT

DES

MARAIS VOISINS DE LA MER

PAR

M. P. POULAIN

IMPRIMERIE DE WALDER

RUE DE BONAPARTE, 44

1867

Paris. — Typ. Walder, rue Bonaparte, 44.

ÉTUDE

SUR

L'ASSAINISSEMENT DES MARAIS

I

Ce n'est qu'accidentellement que je me suis occupé de l'assainissement des contrées marécageuses, et je crois bon de dire en quelques mots dans quelles circonstances. En 1861 et 1862, j'étais chef des services du génie et des ponts et chaussées de Gorée (Sénégal), et je me préoccupais de l'assainissement de la contrée du Cap-Vert qui possède beaucoup de marigots pestilentiels, ayant notamment en vue la localité de Hann, où les bâtiments vont s'approvisionner d'eau douce, et où l'on ferait de remarquables cultures si l'on pouvait y vivre. Plus tard, je remplissais en Corse une mission topographique, et je constatais tout l'intérêt que l'on aurait à assainir le littoral de cette île, tant sous le rapport de l'exploitation du sol que sous celui de la salubrité nécessaire aux magnifiques mouillages que l'on pourrait y créer.

Le service hydraulique dont sont chargés les ingénieurs des ponts et chaussées comprend plusieurs grandes questions qui se rattachent à l'hygiène et à la fortune publiques, entre autres l'assainissement des marais. Comme il arrive parfois, — aux colonies par exemple, — que des officiers du génie sont chargés du service hydraulique, on peut admettre qu'en dehors de leurs études militaires, ils ne restent pas tout à fait étrangers aux travaux de leurs camarades des ponts. La présente étude, applicable à tous les marais insalubres voisins de la mer, a été faite principalement pour la plaine orientale de la Corse, qui offre tous les exemples désirables ; elle ne comprend aucune considération puisée dans les dossiers du service hydraulique de ce département, de même qu'elle est aussi indépendante que possible de ce qui est écrit dans des annales ou des traités spéciaux. Les idées que je crois les plus nouvelles sont exposées au n° V et dans ceux qui suivent. *Elles con-*

sistent principalement à utiliser les eaux de la mer pour l'assainissement du littoral, en mettant la mer en communication avec les étangs et les marais, de manière à renouveler la salure de ces derniers, à en abaisser ou à en relever le niveau pour qu'il soit toujours sensiblement le même. Cette méthode semble ici préférable à celle des comblements ou des épuisements qui seraient en général trop onéreux pour des pays tels que la France continentale et particulièrement pour la Corse, où la population agricole tend à diminuer dans une proportion inquiétante pour l'avenir. J'ai cherché à embrasser tous les cas, bien que je n'aie eu à ma disposition aucun dessin, ni le temps de faire moi-même des études sur le terrain. Ce mémoire est donc une sorte de théorie générale pour les marais qui avoisinent la mer, et il serait peut-être susceptible de donner lieu à tout un ensemble de projets dont l'application intéresse non-seulement la Corse, mais le littoral très-étendu qui borde la Méditerranée, dans les points où les marées sont sensibles.

II

On s'accorde unanimement sur la fertilité de la plaine orientale de la Corse, et l'on trouve dans diverses publications estimées, que lorsque cette plaine aura été assainie, ce sera une véritable terre promise pour l'agriculture. L'expérience a prononcé : quelques cultures ont été tentées d'après les procédés anciens, et ont donné des résultats qui prouvent les qualités de la terre et du climat. Personne d'ailleurs ne songera à dénier cette fécondité due à des alluvions anciennes, qui proviennent de la dénudation des montagnes, et auxquelles se sont mélangés des détritus végétaux pendant un grand nombre de siècles. Malheureusement cette plaine est parsemée de marais, et son séjour en est redouté et redoutable durant l'été et l'automne. On peut et on doit donc y faire des travaux d'assainissement, c'est-à-dire réaliser dans un territoire beaucoup plus riche et beaucoup plus favorisé par la nature, ce que l'on a fait dans la Dombe, dans la Sologne, dans la Camargue, dans les landes de la Gascogne. On exécutera le plus possible ces travaux dans la saison convenable, avec des gens habitués à vivre dans des localités humides et marécageuses, des Italiens et des Corses du littoral, et avec les ressources des pénitenciers, si c'est possible, en prenant toujours les plus grandes précautions hygiéniques. On ne courra pas de risques pendant l'hiver, parce que les marais sont couverts d'eau, que la chaleur n'est pas intense, et que les vents régnants de l'hiver, venant de l'Ouest, chassent les miasmes sur la mer.

La surface mouillée des étangs et des marais diminue par l'action du soleil, par les vents et les filtrations, en passant de l'hiver à l'été. Les berges de ces étangs et marais ont souvent une pente excessivement faible qui se découvre, reste vaseuse et produit les miasmes. Quelquefois le dessèchement de la couche superficielle est complet sur toute l'étendue du marais. Ainsi on a une surface annulaire ou totale dangereuse.

Le traitement de la surface dangereuse variera avec les circonstances.

III

Les marais ou étangs insalubres, *dont le plafond est entièrement situé au-dessus des plus hautes mers*, seront assainis par un canal de dessèchement qui les empêchera d'être couverts d'eau en hiver. Si à défaut d'une pente suffisante, l'eau devait être stagnante dans le canal, on augmenterait cette pente en remblayant un peu la partie la plus basse du marais ou de l'étang.

IV

Les marais ou étangs insalubres, *situés en partie* au-dessus du niveau de la mer et en partie au-dessous, exigent plus de précautions. Il faudra leur donner un écoulement par un canal muni à son extrémité d'une vanne et d'un ou de plusieurs clapets métalliques commençant à s'ouvrir du côté de la mer sous la pression de quelques centimètres d'eau. Les clapets suffiront presque toujours pour écouler les eaux pluviales locales, et la vanne n'aura d'autres fonctions que d'empêcher le canal d'être envahi par les sables, de suppléer les clapets s'ils se détériorent ou s'obstruent, et de pouvoir à l'écoulement de l'eau qui viendrait en surabondance et de loin, si la forme du terrain s'y prêtait. Pendant son ouverture, on aura assez peu à craindre les ensablements, parce que les pluies ont lieu généralement avec les vents d'Ouest et qu'il s'agit ici de la côte Est, et aussi parce que l'eau, arrivant alors en surabondance, sera douée d'une vitesse plus ou moins capable de refouler les sables dans la mer. On restreindra ainsi ces étangs et marais, en les circonscrivant dans un périmètre non susceptible d'accroissement, mais qui sera encore malheureusement susceptible de diminution par les actions du soleil et des vents, et par les filtrations.

La surface dangereuse, qui est produite par l'écoulement des eaux vers la mer, et qui conservera encore de l'humidité à cause de sa faible hauteur au-dessus du terrain mouillé, sera recouverte l'hiver suivant d'une terre aussi blanche que possible, afin que les matières vaseuses ne soient pas échauffées par le soleil. On fera des plantations appropriées à cette couche annulaire de terre. Leur ombrage garantira encore de la chaleur les vases sous jacentes, et leur feuillage absorbera le peu de miasmes qui restera ou en arrêtera la propagation. Si le terrain sous-jacent est salé, on plantera le *tamarix gallica* ou l'*argousier* qui réussiront fort bien.

Une seconde surface, concentrique à la première, mais intérieure, est produite par le retrait des eaux évaporées ou perdues dans la période de passage de l'hiver à l'été. Cette dernière zone, il faudra la draguer pendant l'hiver, et jeter les vases à la mer ou dans l'étang, si celui-ci est assez profond d'eau, ou bien il faudra la colmater avec des terres ou des sables dans lesquelles on fera des plantations convenables, c'est-à-dire autant que possible avec des essences qui ont un feuillage permanent.

V

Les marais ou étangs insalubres, *dont le niveau est entièrement au-dessous de celui de la mer dans l'été*, exigent un autre traitement. Celui que je vais proposer est peut-être nouveau, car, pour interroger l'expérience, j'ai feuilleté, sans en trouver trace, les *Annales des ponts et chaussées* de 1831 à 1861, et les très-volumineuses leçons de M. l'inspecteur général Sganzin, publiées par M. l'ingénieur en chef Reibell.

D'abord on ne doit pas perdre de vue que, sur le littoral de la Corse, les marais sont très-voisins de la mer, et que parconséquent les eaux de la mer sont quelquefois susceptibles d'être employées aux assainissements. Ne pourrait-on livrer à la mer ce qu'il serait trop coûteux de remblayer, par exemple tout ce qui se trouve au-dessous de son niveau moyen et encore un [peu au-dessus de ce niveau moyen ? Ne pourrait-on, par des canaux, arriver à tenir le niveau moyen de l'étang à la même hauteur que le niveau moyen de la mer, et avoir dans l'étang des fluctuations deux fois quotidiennes, analogues aux marées, mais ayant beaucoup moins d'amplitude ? De cette manière, les eaux renouvelées dans une proportion que l'on serait maître de déterminer par la plus ou moins grande section que l'on donnerait aux canaux, ne croupiraient jamais. De plus les fluctuations deux fois quotidiennes du niveau de l'étang, étant réduites à quelques centimètres, ne don-

neraient plus en passant du haut niveau au bas niveau, qu'une surface annulaire assez peu considérable, et qui serait délavée deux fois
par jour par des eaux propres. Le mal aurait ainsi disparu.

Pour fixer les idées, je prends par exemple l'étang de Biguglia
qui est très-insalubre, très-étendu, et malheureusement trop près de
Bastia, où il envoie des émanations funestes. Il contient 1370 hectares,
auxquels il faut ajouter 304 hectares de marais proprement dits, soit
en tout 1674 hectares. Son niveau varie de 0 à 1^m,50 au-dessous du
niveau des basses mers, et sa plus grande profondeur relativement à
ce niveau ne dépasse pas 2^m,30. On voit de suite que la surface annulaire dangereuse que mettent à nu les sécheresses doit être immense·
Depuis Louis XVI les travaux entrepris n'ont pas réussi...

J'observerai d'abord que l'étang ayant une longueur de 11 kilomètres n'est séparé de la mer que par une dune de sable très-étroite,
assez régulière sur toute cette étendue, et dont la largeur n'est guère
en certains points que de 200 mètres. Mais cet étang est connu depuis
des siècles; puisque la dune est très-étroite de temps immémorial,
que la même forme est constatée depuis les plus vieilles cartes, il
faut conclure que le dépôt qu'y fait la mer, ce que l'on appelle le
lais, est très-faible ou nul. On est ainsi tout porté à admettre que
l'étang n'était autrefois qu'un rentrant du littoral, à l'entrée duquel
s'est formée une barre de 11 kilomètres, laquelle n'aurait pas sensiblement varié depuis sa consolidation.

Si l'on ouvre deux ou trois canaux à travers cette dune, les conditions du lais seront peut-être un peu modifiées, mais on garantira les
extrémités des canaux par de petites jetées d'enrochements, dont on
règlera les directions et les hauteurs pour ne pas avoir à redouter les
invasions du sable.

Par les canaux qui mettent en communication la mer et l'étang on
arrivera à atteindre à chaque marée, c'est-à-dire sensiblement quatre
fois par jour, le même niveau moyen de l'étang, quelle que soit la
saison. De chaque côté de ce niveau moyen dans l'étang se produi-
ront des fluctuations dont il suffira par économie et par convenance
de tenir l'amplitude totale à quelques centimètres, certainement au-
dessous de 3 ou 4 centimètres. L'eau, introduite dans la quantité ju
gée nécessaire, renouvellera l'eau de l'étang, par suite en maintiendra
la salubrité; et la grande surface annulaire dangereuse, correspondant
à 1^m,50 d'abaissement au-dessous des basses mers, sans compter
tout ce qui est au-dessus, sera remplacée par une surface annulaire
très-considérablement réduite, correspondant à une fluctuation de
deux centimètres, par exemple, et constamment délavée par de l'eau
salubre.

Cette question est très-grosse d'analyse, mais le calcul ne trouvera place qu'à la fin, afin de bien dégager l'idée.

Le système en question serait-il bien dispendieux ? Il s'agit purement et simplement d'ouvrir à travers une dune étroite des canaux peu larges et très-peu profonds, dont le fond serait peu au-dessous des basses mers, et de mettre en continuation, pour en protéger l'embouchure, de petites jetées qui n'iraient qu'à quelques mètres de profondeur au-dessous des basses eaux, parce que déjà à la profondeur de $2^m,00$, les sables ne sont plus qu'extraordinairement déplacés.

On plantera, bien entendu, la dune de manière à empêcher la translation dans les canaux des sables soulevés par les vents.

Dans le cas où l'étang recevrait des torrents assez abondants pour en faire monter l'eau au niveau des hautes mers, et quelquefois même au-dessus (ce qui arrive à Biguglia), les terrains qui se trouvent en dehors du périmètre mouillé réservé aux fluctuations, seraient inondés ; mais ces inondations ne seraient que momentanées, rares, nuisibles peut-être à des récoltes, mais non de nature à engendrer des miasmes. Mes canaux ne pourraient que contribuer à leur écoulement·

Est-il nécessaire d'ajouter que les parties marécageuses situées en dehors de ce périmètre, seraient assainies par des rigoles et des fossés collecteurs qui verseraient leurs eaux dans l'étang ? Si l'on veut conquérir des terres sur l'étang, on fera une digue de ceinture, mais alors il faudra endiguer la partie inférieure des torrents, ou les détourner avec plus ou moins de difficultés et de succès en cas de possibilité.

VI

Je reviens aux conditions générales.

Les étangs insalubres (ils ne le sont pas tous), et tous les marais seront entourés d'une ceinture très-épaisse et non discontinue d'oliviers ou d'arbres appropriés, qui opposera par son massif une dernière digue de sûreté aux émanations délétères.

C'est dans cet ordre d'idées que l'on devra, pour une sage économie, procéder à l'assainissement des marais de la plaine orientale de la Corse, et il me semble que l'on pourra encore réduire les dépenses par le choix des moyens mécaniques, car on aura l'occasion sans doute d'utiliser les locomobiles dont une grande compagnie d'exploitation disposerait pour le défrichement et le labour, à préparer des déblais pour le colmatage, à ouvrir des fossés d'écoulement, etc., etc. En somme, toute la question est soluble à raison de la grandeur des résultats qu'on doit atteindre.

Quand je dis : la grandeur des résultats, je ne veux pas prétendre qu'il s'agit de donner seulement à la propriété dans la plaine une plus-value considérable, je veux étendre cette plus-value jusqu'au centre de la Corse. En effet, les miasmes. qui prennent naissance sur les marais de la plaine orientale, pénètrent jusqu'à Corte, Ponte-Alla-Leccia..., et y occasionnent des fièvres paludéennes fréquentes qu'il est impossible d'attribuer à d'autres marais, puisqu'il n'en existe pas dans les vallées du Tavignano, ni du Golo, ni dans leurs affluents. Ces miasmes portés pendant l'été par les vents d'Est, viennent se butter aux pieds des massifs montagneux, s'y accumulent et n'en sont que difficilement refoulés par des vents contraires.

Donc tout le versant oriental de la Corse est intéressé à l'assainissement de la plaine et devra contribuer aux charges que comporte le dessèchement des marais.

A ce sujet et à tous égards, il paraît nécessaire qu'un règlement d'administration publique, basé sur la loi du 16 septembre 1807, ou sur une loi spéciale à intervenir, soit rendu pour obliger tous les propriétaires de la plaine et des vallées qui y débouchent, à contribuer, chacun à raison de la plus-value que ces propriétés acquerront, à l'opération d'assainissement. On conçoit qu'une compagnie exploitante y contribuerait dans une proportion d'autant plus grande qu'elle aurait acquis plus de terrain.

Il est possible que les travaux d'assainissement, exécutés dans le sens des indications qui précèdent, ne dépassent pas le chiffre de 5 millions — mettons en 10, — lesquels, répartis sur toute la plaine orientale, qui a 80 kilomètres de long sur 10 de large, soit 80 000 hectares, et sur 20 000 hectares de vallées, occasionneraient une dépense moyenne de 50 francs par hectare, — mettons en 100. — Mais qu'est-ce qu'une dépense de 100 francs par hectare, s'il doit en résulter une plus-value incomparablement plus forte, souvent décuple ?

1. J'ai émis sous le nº V qu'un étang très-voisin du littoral et dont le niveau pendant l'été est constamment au-dessous de celui de la mer, pourrait être assaini si on le mettait en communication avec la mer par des canaux, de telle sorte que des fluctuations de quelques centimètres de chaque côté d'un niveau moyen fussent le résultat des oscillations beaucoup plus considérables de la mer. La surface annulaire dangereuse, devenant alors constante et assez faible, délavée d'ailleurs par des eaux renouvelées, perdrait de toutes façons de ses qualités putrides. Il est donc utile de connaître au moins approximativement la largeur des canaux qui donneront des fluctuations de 2 centimètres, par exemple.

La solution de cette question est très-complexe, soit parce que beaucoup de lois de l'hydrodynamique sont encore à trouver, telles que celles de l'écoulement de l'eau à travers de larges sections sur des longueurs de plusieurs centaines de mètres, qu'il serait ici très-important d'avoir, soit encore parce que l'on arrive à des expressions sous le signe $\int$ que l'on ne sait pas résoudre. Il y a donc quelquefois des deux côtés échec pour les hydrauliciens et les analystes, et, comme ils le reconnaissent souvent, ils sont obligés de se contenter de solutions numériques approchées. Je paraîtrai donc très-osé de chercher accidentellement à soulever un coin du voile d'une de ces grandes questions.

2. Je suppose que l'étang soit mis en communication avec la mer par un canal horizontal. L'eau de la mer se déversera dans l'étang, et inversement celle de l'étang se déversera dans la mer, suivant les oscillations de cette dernière. Quand l'eau sera arrivée à son niveau supérieur dans l'étang, celui-ci ne recevra plus rien et sera sur le point de donner.

Il règnera donc *en même temps* un niveau commun entre la mer et l'étang pour les plus hautes eaux de ce dernier. Semblablement quand l'étang sera à ses plus basses eaux, son niveau sera le même que celui de la mer au même moment.

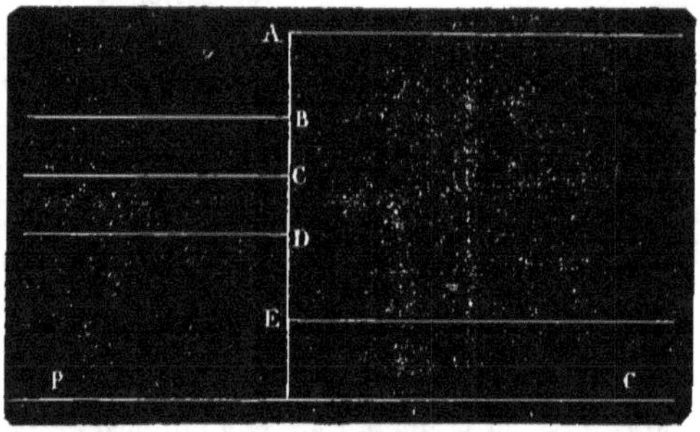

J'appellerai fluctuations de l'étang les petites oscillations qui s'y produisent, afin de mieux les opposer à la dénomination d'oscillations de la mer. B D est une demi-fluctuation versée ou versante, c'est-à-dire qui alternativement passe de la mer dans l'étang, et de l'étang dans la mer. L'écoulement se faisant par le même canal horizontal sera soumis aux mêmes lois, quel qu'en soit le sens, si l'on ne tient pas compte des circonstances atmosphériques, dont il n'y a pas lieu de se préoccuper ;

il sera constant, mais alternativement positif et négatif, si je puis ainsi m'exprimer, et par suite il semble naturel que les limites de la fluctuation, c'est-à-dire les horizontales B et D soient respectivement à même distance des horizontales A et E qui représentent la haute et la basse mer (BA = DE), ou, en d'autres termes, que les plans des niveaux moyens de l'étang et de la mer se confondent.

La figure précédente montre que l'étang supposé à son niveau inférieur D, sera dans la période de remplissage quand la mer montera de D en A et descendra de A en B, et qu'il sera au contraire dans sa période de vidange quand la mer baissera de B en E et montera de E en D. Il est évident, d'ailleurs, que les niveaux moyens de l'étang et de la mer, *qui sont les mêmes*, ne sont pas simultanés.

3. Je vais reprendre les considérations précédentes sous une forme plus explicite, en faisant intervenir le temps dans la figure. Soient tracées les quatre horizontales qui représentent les hautes et basses eaux, tant dans la mer que dans l'étang, et l'horizontale qui figure le niveau moyen commun. Sur la verticale mn, égale à la demi-oscillation de la mer, je décris un cercle sur lequel je compte le temps. L'aiguille de cette horloge fictive marquera zéro au point le plus bas m, T = 6 h. 12 m. 30 s. au point le plus haut n, et achèvera son tour complet en 12 h. 25 m., juste pendant que la mer accomplira son oscillation.

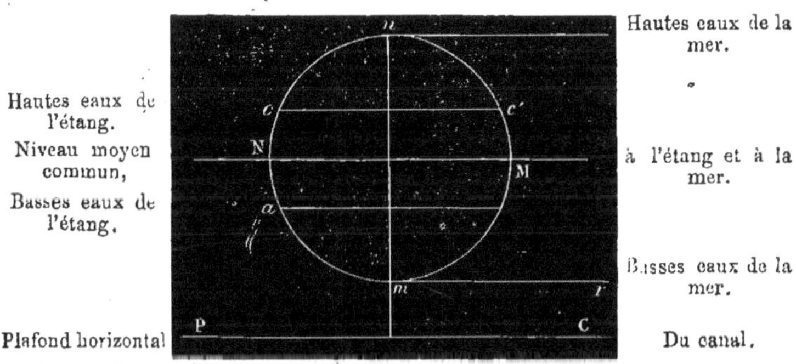

Il y a quatre périodes à examiner qui sont isochrones, et dont la durée est de 6 h. 12 m. 30 s. Ce sont :

1° Celle de la marée montante, quand l'aiguille de l'horloge décrit le demi-cercle *man* ;

2° Celle de la marée descendante quand l'aiguille de l'horloge décrit le demi-cercle *nc'm* ;

3° Celle du remplissage de l'étang, quand l'aiguille de l'horloge décrit le demi-cercle *anc'* ;

4° Celle de la vidange de l'étang, quand l'aiguille de l'horloge décrit le demi-cercle *c'ma*.

4. Le tableau suivant donne la définition des notations employées dans le calcul; soient :

2β, la demi-amplitude des oscillations de la mer, ou la distance verticale entre les basses et hautes mers ;

2α, la demi-amplitude des fluctuations obtenues dans l'étang ;

T le temps d'une demi-oscillation de la marée, c'est-à-dire 6 h. 12 m. 30 s. ;

π le rapport de la circonférence au diamètre ;

x, la hauteur du niveau de la mer au-dessus de ses basses eaux ;

y, la hauteur correspondante du niveau de l'étang au-dessus de ses basses eaux ;

t, la valeur correspondant du temps qui marque l'époque où la mer et l'étang atteignent respectivement les hauteurs x et y ;

p, la profondeur, comptée au-dessous des basses eaux de la mer, des canaux *horizontaux* qui ont été creusés entre la mer et l'étang ;

l, la largeur de ces canaux ;

m, un coefficient au sujet du quel il sera particulièrement fait des remarques au n° 8 ci-après :

A, la surface de l'étang au niveau moyen, que l'on peut regarder comme constante entre les basses et les hautes eaux des fluctuations de quelques centimètres produites dans l'étang.

5. La surface de l'eau dans l'étang reste sensiblement constante, puisque la fluctuation de l'eau dans l'étang est très-faible. On aura donc pour la quantité d'eau versée, correspondant au demi-cercle *anc'* :

$$2\,A\,\alpha,$$

terme dont il faut chercher une autre expression pour lier une relation entre les variables de la question, de manière à déduire l'indéterminée la moins engagée, quand on se sera donné les autres.

A cet effet, il faudra chercher ce que la mer, arrivée au temps t, à la hauteur x variable entre o et 2β, verse à chaque instant dt dans l'étang dont les eaux se sont élevées à partir de leur niveau le plus bas d'une quantité y, variable entre o et 2α. Ce sera en intégrant la variation infinitésimale due à le tranche versante $x - y + \alpha - \beta$, dans tout l'étendue du demi-cercle *anc'*, que l'on aura le second membre de l'équation cherchée.

6. Cherchons d'abord x. La hauteur x peut s'exprimer facilement en fonction du temps t. Quand le temps variera de la différentielle dt, l'extrémité de l'aiguille décrira un arc ds correspondant à la variation dx de l'oscillation, et l'on aura, en supposant que l'aiguille marque zéro au point m, et en observant que l'angle décrit par l'aiguille correspondant au temps t, est $\dfrac{\pi\,t}{\mathrm{T}}$

$$dx = ds \; \sin. \frac{\pi\,t}{\mathrm{T}}$$

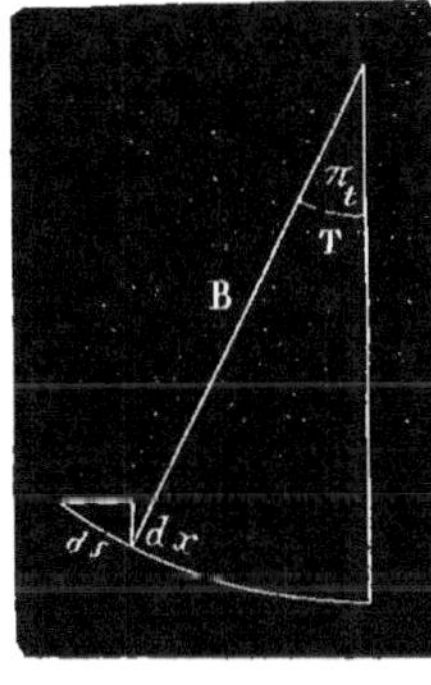

D'un autre côté, si l'on observe que l'aiguille dont la marche est régulière, décrit un demi-cercle égal à $\pi\,\beta$ dans le temps T, on aura .

$$ds : \pi\,\beta :: dt : \mathrm{T},$$

d'où

$$(1) \quad ds = \frac{\pi\,\beta}{\mathrm{T}}\,dt$$

par suite

$$(2) \quad dx = \frac{\pi\,\beta}{\mathrm{T}} \sin \frac{\pi\,t}{\mathrm{T}}\,dt,$$

et en remarquant que $x = o$ pour $t = o$, ou bien $x = 2\,\beta$ pour $t = \mathrm{T}$, puis intégrant

$$(3) \quad x = \beta \left(1 - \cos. \frac{\pi\,t}{\mathrm{T}} \right).$$

Ce qui est l'équation donnée par Laplace, comme expression analytique de la loi qui régit le phénomène d'ensemble des marées, équation que des expériences faites à Cherbourg, en 1819, ont vérifiée, et dont j'ai hasardé la démonstration précédente.

7. Les canaux horizontaux qui seront établis entre la mer et l'étang peuvent être considéré comme des déversoirs noyés, puisqu'il y aura toujours de l'eau sur le fond, et ensuite prolongés par un canal au niveau de la crête d'un seuil dont la saillie verticale serait nulle.

C'est en interprétant les choses de cette façon que l'on peut trouver à appliquer une formule. On apprendra donc beaucoup en ouvrant des canaux, tels que ceux que je propose (ce qui ne serait pas très-dispendieux), car il ne faut pas se dissimuler que le mouvement de l'eau pourra être très-compliqué à cause du flux et du reflux de la mer, et que la longueur des canaux peut s'ajouter à cette complication, comme cause retardatrice.

La formule que j'appliquerai est celle de Dubuat :

$$Q = ml\,\mathrm{H}\,\sqrt{2\,g\,(\mathrm{H} - h)},$$

dans laquelle on représente par

Q, le volume d'eau écoulé par seconde :

m, un coefficient numérique variable suivant les circonstances ;

l, la largeur de l'orifice supposé rectangulaire ;

H, la hauteur de l'eau d'amont, sur le seuil ;

h, la hauteur de l'eau d'aval, sur ce même seuil ;

$g = 9^{\mathrm{m}}.8080$ l'accélération de la chute.

L'équation spontanée du problème est visiblement

$$(4) \qquad 2\,\mathrm{A}\,\alpha = \int Q\,dt,$$

dans les limites de temps qui correspondent aux points a et c' de notre horloge fictive, comme cela a été dit au n° 5.

Je vais calculer ces limites. Si l'on désigne par $2\alpha_1$ le nombre de secondes sexagésimales qui correspondent à la demi-fluctuation 2α, c'est-à-dire le nombre de secondes interceptées sur l'horloge entre les lignes de basses et hautes eaux de l'étang, on aura

$$\mathrm{arc.}\ ma = \frac{\mathrm{T}}{2} - \alpha_1,$$

$$\mathrm{arc.}\ manc' = \frac{3\mathrm{T}}{2} - \alpha_1 ;$$

d'ailleurs

$$\mathrm{H} = x + p,$$
$$h = p + \beta + y - \alpha,$$

d'où

$$\mathrm{H} - h = x - \beta + \alpha - y,$$

et, par suite, l'équation spontanée (4) se transforme dans l'équation explicite du problème :

$$(5) \qquad 2\,\mathrm{A}\,\alpha = ml \int_{\frac{\mathrm{T}}{2} - \alpha_1}^{\frac{3\mathrm{T}}{2} - \alpha_1} (x + p)\,\sqrt{2\,g\,(x - \beta + \alpha - y)\,dt},$$

qui conduira à la détermination de l'inconnue la plus intéressante, l, la largeur des canaux.

8. dans la pratique, il faut simplifier les équations intégrales, surtout quand elles renferment un coefficient tal que m, qui offre beaucoup d'incertitude, parce que pour la longueur des canaux dont il s'agit, les expériences manquent totalement. Après avoir consulté les tables de M. le colonel Lesbros et m'être bien représenté les influences retardatrices du flux et du reflux, je réduirais volontiers au jugé ce coefficient m à 0,30.

Les fluctuations de l'étang ne seront jamais que tres-faibles, et l'on comprend que l'on obtiendra son assainissement en se contentant d'une fluctuation de 2 centimétres de hauteur, c'est-à-dire pour laquelle $\alpha = 0^m,01$. Alors $\alpha - y$ sera plus petit que un centimètre, mais $2\,\mathrm{A}\,\alpha$ sera toujours une quautitè très-grande, à cause de la graudeur du coefficient A, qui peut ètre de plussieurs centaines d'hectares.

L'incertitude du coefficient m et la pętitesse de certaines quantités liées par les signes $+$ et $-$ à d'autres qui sont notablement plus grandes, constituent des motifs suffisants pour substituer, dans le cas de la pratique, à l'équation compliquée ci-dessus (5) l'équation plus simple, mais bien suffisamment rigoureuse :

$$(6) \qquad 2\,\mathrm{A}\,\alpha = ml \int_{\frac{T}{2}}^{\frac{3T}{2}} (x+p)\sqrt{2g(x-\beta)}\,al$$

9. La méthode générale que l'on emploie pour rèsoudre une intégrale définie consiste à passer par l'intégrale générale. C'est ce moyen que je vais tenter. En substituant à la place de x sa valeur :

$$(3) \qquad x = \beta\left(1 - \cos.\frac{\pi l}{T}\right).$$

On a

$$(7) \qquad 2\,\mathrm{A}\,\alpha = \sqrt{2g\beta}\int_{\frac{T}{2}}^{\frac{3T}{2}} \cdot\left(x+px+p\ -\delta\beta\cos.\frac{\pi l}{T}\right)\sqrt{-\cos.\frac{\pi l}{T}}\,dt$$

et si l'on fait

$$\beta + p = \beta\,k,$$
$$-\cos.\frac{\pi l}{T} = u^2,$$

on tire

$$dl = \frac{2\,T}{\pi}\,u\,(1 - u^{4})^{-\frac{1}{2}}\,du$$

et l'équation (7) devieną

$$(8) \qquad 2\,\mathrm{A}\,\alpha = ml\sqrt{2g\beta}\,\frac{2\,T\,\beta}{\pi}\int (k+u^2)\,u^2\,(1-u^4)^{-\frac{1}{2}}\,du,$$

en prenant l'intégrale dans les limites convenables.

10. Considérons l'intégrale générale

$$= \int (k+u^2)\,u^2\,(1-u^4)^{-\frac{1}{2}}\,du$$

$$= \begin{cases} k\int u^2\,(1-u^4)^{-\frac{1}{2}}\,du \\ + \int u^4\,(1-u^4)^{-\frac{1}{2}}\,du \end{cases}$$

La fonction φ se trouve ainsi décomposée en deux intégrales $k\varphi_1$ et φ_2, de telle sorte que

$$\varphi = k\,\varphi_1 + \varphi_2.$$

Malheureusement chacune des intégrales φ_1 et φ_2 est irréductible, et l'on ne peut arriver au résultat qu'en développant chacune des fonctions φ_1 et φ_2 en série, ce qui donnera des résultats d'autant plus approximatifs que l'on prendra plus de termes.

On aurait ainsi

$$\varphi_1 = \int u^2 (1 - u^4)^{-\frac{1}{2}} \, du$$

$$= \int u^2 \, du \left[1 + \frac{1}{2} u^4 + \frac{3}{8} u^8 + \frac{5}{16} u^{12} + \text{etc} \dots \right]$$

$$= \int u^2 \, du + \frac{1}{2} \int u^6 \, du + \frac{3}{8} \int u^{10} \, du + \frac{5}{16} \int u^{14} \, du + \text{etc.} \Big]$$

$$= \frac{u^3}{3} + \frac{u^7}{14} + \frac{3u^{11}}{88} + \frac{u^{15}}{48} + \text{etc.} \dots + \text{constante.}$$

La fonction φ_2 se développe d'une manière analogue et l'on à

$$\varphi_2 = \int u^4 (1 - u^4)^{-\frac{1}{2}} \, du$$

$$= \int u \; du \left[1 + \frac{1}{2} u^4 + \frac{3}{8} u^5 + \frac{5}{16} u^{12} + \text{etc.} \right]$$

$$= \int u^4 \, du + \frac{1}{2} \int u^8 \, du + \frac{3}{8} \int u^{12} \, du + \frac{5}{16} \int u^{16} \, du + \text{etc.}$$

$$= \frac{u^5}{5} + \frac{u^9}{18} + \frac{3u^{13}}{104} + \frac{5u^{17}}{272} + \text{etc.} + \text{constante.}$$

de telle sorte que

$$\varphi = \begin{cases} \mathrm{K} \left(\dfrac{u^3}{3} + \dfrac{u^7}{14} + \dfrac{3u^{11}}{88} + \dfrac{u^{15}}{48} + \dots \right) \\[2mm] + \left(\dfrac{u}{5} + \dfrac{u^9}{18} + \dfrac{3u^{13}}{104} + \dfrac{5u^{17}}{272} + \dots \right) + \text{constante.} \end{cases}$$

Définissons maintenant l'intégrale. On a

$$- \cos \frac{\pi t}{\mathrm{T}} = u^2.$$

et comme les limites de t sont $\dfrac{\mathrm{T}}{2}$ et $\dfrac{3\mathrm{T}}{2}$, on pense naturellement avoir les limites de u par la substitution, et par suite l'intégrale; mais on trouve zéro pour les limites, et pour l'intégrale définie encore zéro, résultat inadmissible qui tient aux procédés de calcul eux-mêmes, et que est dû à ce que la fonction $- \cos \dfrac{\pi t}{\mathrm{T}}$ part de zéro quand $t = \dfrac{\mathrm{T}}{2}$, pour croître jusqu'à 1, quand $t = T$, et décroître ensuite jusqu'à zéro · quand $t = \dfrac{3\,T}{2}$, et dont on rencontre souvent d'analogues en calcul intégral, surtout quand on évalue les surfaces, comme dans le cas de la recherche de la surface totale de deux périodes consécutives de sinusoïdes, ou dans le cas encore où l'intégrale générale, sur laquelle on compte pour avoir la surface, prend deux valeurs égales pour les deux valeurs limites de la variable indépendante. Le procédé usité en pareil cas pour avoir l'intégrale définie consiste à choisir une limite intermédiaire comme auxiliaire. C'est ce que je ferai ici en prenant successivement la somme entre des limites de u qui correspondent à $\dfrac{T}{2}$, T et $\dfrac{3\,T}{2}$, c'est-à-dire en prenant deux fois le résultat de la substitution de 1 au lieu de u dans la valeur de φ. Le résultat cherché est donc

$$\varphi = 2\left[k\left(\frac{1}{3} + \frac{1}{14} + \frac{3}{88} + \frac{1}{48} + \cdots\cdots\right) + \left(\frac{1}{5} + \frac{1}{18} + \frac{3}{104} + \frac{5}{272}\cdots\cdots\right)\right],$$

ou en prenant les seuls termes exprimés entre les parenthèses, ce qui semble donner une approximation suffisante,

$$\varphi = 2\left[\frac{1699}{3696}\,k + \frac{48\,179}{159\,120}\right]$$

et, par conséquent, l'équation (8) devient

$$2\,A\,\alpha = m\,l\,\sqrt{2\,g\,\beta} \times \frac{2\,T\,\beta}{\pi} \times 2\left[\frac{1699}{3696}\,k + \frac{48\,179}{159\,120}\right]$$

11. Je vais faire l'application de cette formule à un étang dont la superficie serait de 1200 hectares au niveau des eaux moyennes de la mer, ce qui représente assez bien l'étang de Biguglia dont il a déjà été question ci-dessus, et je veux donner des fluctuations dont la demi-amplitude $2\alpha = 2$ centimètres. On a d'ailleurs déterminé par des expériences que $2\beta = 0^m,70$ pour le littoral de la Corse, et on se donnera des canaux d'une profondeur $p = 1^m,00$, de sorte que

$$k = \frac{p + \beta}{\beta} = \frac{1^m,35}{0^m,35} = 3,86.$$

Le développement des calculs donne successivement

$$2\,A\,\alpha = 240\,000 \text{ mètres cubes.}$$

$$\sqrt{2\,g\,\beta} = 2^m,62$$

$$\frac{2\,T}{\pi}\,\beta = 4982^{m},50 \text{ (T étant un nombre de secondes sexagésimales.)}$$

$$2\left[\frac{1699}{3696}\,k + \frac{48\,179}{159\,120}\right] = 4,14$$

d'où

$$240\,000^{m3} = m\,l \times 2^{m},62 \times 4982^{m},50 \times 4,14$$

$$m\,l = 4^{m},44$$

Voilà la valeur de *ml* déterminée avec toute l'approximation nécessaire pour le cas de la pratique, mais la valeur de *l* est encore bien obscure, car l'expérience n'a encore rien appris sur le coefficient *m* dans le cas d'aussi grands canaux que ceux que je propose. J'ai dit, n'ayant pas de meilleures raisons à donner, que je le prends au jugé égal à 0,30, ce qui donne

$$l = 14^{m},80$$

Soit un canal qui ait une quinzaine de mètres de largeur.

Ainsi pour une variation deux fois quotidienne de 2 centimètres du niveau dans l'étang, il faut un canal de 15 mètres de large. Si l'on veut renouveler l'eau de l'étang dans une plus grande proportion, on ouvrira plusieurs canaux semblables en des points choisis ; et alors la variation du niveau dans l'étang, au lieu d'être de 2 centimètres, pourrait être portée à 4 ou 5, ce qui serait excessif.

12. Mais quelle sera la proportion d'eau introduite par un canal de 15 mètres de largeur ? Ici encore je regretterai de ne pas avoir un plan topographique et hydrographique de l'étang de Biguglia, mais je chercherai à me rapprocher des dimensions de cet étang, en supposant que l'étang pris pour exemple ait une profondeur moyenne de $2^{m},00$ au-dessous du niveau moyen, dans toute l'étendue de la surface de 1 200 hectares. Le choix des quantités montre qu'à chaque marée la mer verse dans l'étang le centième du volume des eaux que ce dernier renferme, c'est-à-dire qu'après chaque marée il ne restera que les $\frac{99}{100}$ des eaux qui remplissaient l'étang dans la marée précédente, ce qui est suffisant pour les empêcher de croupir, en même temps que par le maintien d'un niveau quasi-constant on empêche les bords de nuire. Bien entendu que tout ce qui aura été vaseux, mais qui ne sera plus mouillé, sera colmaté, puis complanté.

13. Je reviens encore à l'intégrale qui se trouve dans l'équation explicite du problème. J'ai dit que l'on arrivait généralement à l'expression d'une intégrale définie, en prenant l'intégrale générale ; alors on substitue au lieu de la variable les valeurs des limites, et l'on prend la

différence des résultats ainsi obtenus. Il y a des cas où l'on peut réussir par des artifices de calcul et des considérations de surfaces, de cubes, de moments, etc., à déterminer d'emblée la valeur de l'intégrale définie.

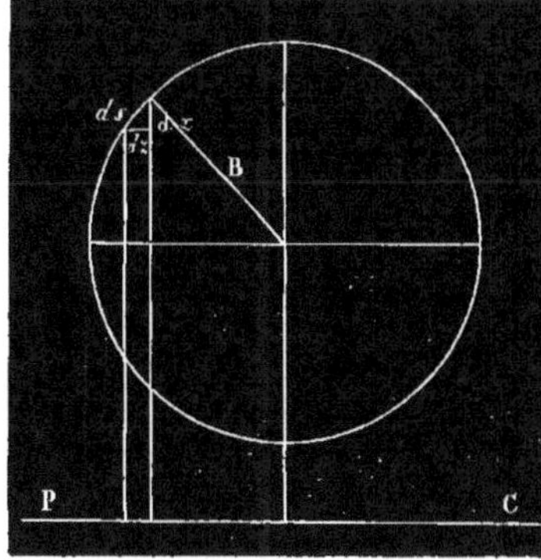

Plafond horizontal du canal.

On a ainsi des solutions très-élégantes, mais le cas actuel ne fournit pas cette heureuse circonstance. Toutefois, voici mes recherches à cet égard, bien qu'elles n'aient pas abouti.

Si l'on compare le triangle rectangle qui a pour hypoténuse ds, et pour côtés de l'angle droit dx et dz, au triangle rectangle semblable dont l'hypoténuse est β et le côté vertical de l'angle droit $x - \beta$, on a :

$$ds : \beta :: dz : x - \beta$$

d'où

$$(x - \beta)\, ds = \beta\, a\, s$$

mais on a

$$ds = \frac{\pi\,\beta}{T}\, dt$$

par suite

$$\frac{\pi\,\beta}{T}\,(x - \beta)\, dt = \beta\, dz$$

$$\frac{\pi}{T}\,(x - \beta)\, dt^2 = dz\, dt$$

Alors l'équation (6)

$$2\,A\,\alpha = m\,l \int_{\frac{T}{2}}^{\frac{3\,T}{2}} (x + p)\, \sqrt{2\,g(x - \beta)}\, dt$$

devient

$$2\,A\,\alpha = m\,l\, \sqrt{\frac{2\,g\,T}{\pi}} \int_{\frac{T}{2}}^{\frac{3\,T}{2}} (x + p)\, \sqrt{dz\, dt}$$

ou

$$A\,\alpha = m\,l\, \sqrt{\frac{g\,T}{\pi}} \int_{\frac{T}{2}}^{\frac{3\,T}{2}} \sqrt{dz\,(x + p) \times \frac{x + p}{2}}\, dt$$

mais $dz\,(x + p)$ est l'expression du rectangle infiniment petit tracé sur la figure, qui a pour base l'élément $d\,z$ et pour hauteur l'ordonnée du demi-cercle supérieur, relativement au plafond horizontal du canal, et $d\,z\,(x+p) \times \dfrac{x+p}{2}$ est le moment de ce même rectangle relativement à la même ligne de plafond. J'appellerai $d\,\mu$, le terme général de ces moments infiniment petits que donneraient dans toute l'étendue du demi-cercle supérieur les rectangles infinitésimaux dont je viens de parler. Alors on a :

$$\mathrm{A}\,\alpha = m\,l\,\sqrt{\frac{g\,\mathrm{T}}{\pi}}\int_{\frac{\mathrm{T}}{2}}^{\frac{3\,\mathrm{T}}{2}}\sqrt{d\,\mu.\,d\,t}$$

L'expression $\displaystyle\int_{\frac{\mathrm{T}}{2}}^{\frac{3\,\mathrm{T}}{2}}\sqrt{d\,\mu.\,d\,t}$ n'est pas connue, mais on peut la ramener sans peine à une forme plus simple en observant que t étant la variable indépendante, $d\,t$ est constant. On pourra d'après cela, en passant des infiniment petits aux quantités appréciables, déduire un mode de calcul qui serait bien suffisant. Si au lieu de la différentielle $d\,t$ on prend des différences $\Delta\,t$, qui correspondent à des variations appréciables $\Delta\,\dfrac{\pi\,t}{\mathrm{T}}$ on aura pour $\Delta\,\dfrac{\pi\,t}{\mathrm{T}} = 10°$, par exemple, et en remarquant que 10 degrés correspondent à 1 242 secondes de l'horloge,

$$\mathrm{A}\,\alpha = m\,l\,\Sigma\,\sqrt{\overline{\mathrm{M}}}\times\text{constante,}$$

le signe Σ ne représentant pas comme le signe $\displaystyle\int$ une somme d'un nombre infini de termes infiniment petits, mais simplement une somme d'une dizaine de termes finis, et M désignant le moment des rectangles qui correspondraient au demi-cercle supérieur, pour des arcs de dix degrés en dix degrés. On a ainsi une seconde méthode bien suffisante pour la pratique.

14. Une autre question est à examiner : la vitesse de l'eau dans les canaux ne sera-t-elle pas assez grande pour les dégrader?

Je reprends la formule de Dubuat :

$$\mathrm{Q} = m\,l\,\mathrm{H}\,\sqrt{2\,g\,(\mathrm{H}-h)}$$

dans laquelle

$$V = m \sqrt{2\,g\,(H - h)}$$

est l'expression de la vitesse moyenne. Le maximum de la vitesse correspond visiblement aux hautes eaux de la mer, et l'on a

$$\sqrt{2\,g\,(H - h)} < \sqrt{2\,g\,\beta},$$

de telle sorte que l'on aura une résistance plus que suffisante, en cherchant quelle doit être la nature des parois pour un courant dont le niveau serait le même que celui que donnent les hautes mers. Or

$$V = m \sqrt{2\,g\,\beta} = 0^{m},79, \text{ soit } 0^{m},80$$

et la vitesse moyenne de ce courant donnée par la formule de M. de Prony (voir M. Péclet, page 173), rapportée en négligeant les millièmes, est

$$u = \frac{V\,(V + 2.37)}{V + 3,13} = 0^{m},64$$

La vitesse au fond sera plus petite encore, mais je lui subtitue la vitesse moyenne afin de me mettre dans des circonstances défavorables. Or, l'expérience a appris que :

Les terres détrempées	Commencent à être entraînées par des eaux ayant une vitesse de	$0^{m}07$
Les argiles tendres	id.	0 15
Les sables non agglomérés	id.	0 30
Les graviers	id.	0 60
Les cailloux	id.	0 61
La pierre cassée, le silex	id.	1 22
Les cailloux agglomérés, Poudingues et schistes tendres	id.	1 52
Les roches en couche	id.	1 83
Les roches dures	id.	3 65

On voit d'après ce tableau que si l'on fait un radier en pierres plates brutes, et des perrés très-inclinés, ils résisteront au courant, et l'on comprend en outre que s'il y a quelque invasion des sables de la mer, le courant les poussera à certains moments dans l'étang. Comme on ne cherche pas dans ces canaux un moyen de colmatage, mais une transformation d'oscillations en fluctuations, on sera porté à draguer l'extrémité du chenal assez profondément, à y faire un radier plus solide, dont le rôle se combinera avec l'action des jetées pour empêcher tout envahissement des sables de la mer. Enfin il est probable que malgré toutes les précautions, il faudra encore se servir de dragues pour empêcher la formation des dépôts, de même que l'on est obligé d'employer des cantonniers de marais pour nettoyer les rigoles d'assainissement.

Le capitaine du génie,

H. POULAIN.